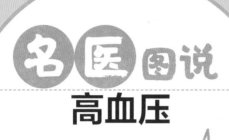

高血压

主审◎孙宁玲

主编◎王鲁雁　王鸿懿

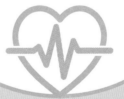

中国健康传媒集团
中国医药科技出版社

内 容 提 要

本书深入浅出地论述了高血压的病因、危害、预防和治疗等内容，书中尽量避开了拗口的医学术语，不讲复杂的治疗方法，更不说晦涩的理论，力求用通俗易懂的语言来述说深奥难懂的医学，让大众读者全方位地了解高血压。本书作者均是有15年以上临床经验的心血管、高血压专业的医生，有着丰富的与各类患者交流的经验，十分了解患者的一些常见健康盲点，希望本书能够给大家提供一个认识健康，并正确了解科学生活方式的途径。

图书在版编目（CIP）数据

名医图说高血压 / 王鲁雁，王鸿懿主编 . — 北京：中国医药科技出版社，2023.7

ISBN 978-7-5214-3904-5

Ⅰ . ① 名 … Ⅱ . ① 王 … ② 王 … Ⅲ . ① 高血压－防治－图说 Ⅳ . ① R544.1-64

中国国家版本馆 CIP 数据核字（2023）第 081336 号

美术编辑 陈君杞
版式设计 也　在

出版	**中国健康传媒集团** ｜ 中国医药科技出版社
地址	北京市海淀区文慧园北路甲 22 号
邮编	100082
电话	发行：010-62227427　邮购：010-62236938
网址	www.cmstp.com
规格	880×1230mm $^{1}/_{32}$
印张	3
字数	63 千字
版次	2023 年 7 月第 1 版
印次	2023 年 7 月第 1 次印刷
印刷	三河市万龙印装有限公司
经销	全国各地新华书店
书号	ISBN 978-7-5214-3904-5
定价	**29.00 元**

获取新书信息、投稿、为图书纠错，请扫码联系我们。

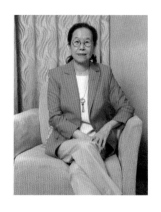

孙宁玲

教授，北京大学人民医院高血压领域首席专家，中国医学促进会高血压分会会长，北京医师协会高血压专业专家委员会主任委员。《中国高血压防控蓝皮书》和《高血压合理用药指南》的主编。

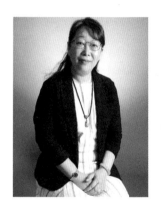

王鲁雁

医学博士，北京大学人民医院高血压科副主任医师。兼任中国高血压联盟理事、北京高血压防治协会理事、中国女医师协会常委、《中国合理用药探索》杂志编审委员会副主编。从事高血压及相关疾病诊断治疗，相关血管病变、血管功能的检测评估和高血压药物基因组学研究。

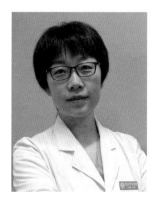

王鸿懿

医学博士，北京大学人民医院高血压科主任医师。兼任中国医学促进会高血压分会常委兼秘书长、中国医师协会高血压专业委员会常委、中国高血压联盟理事等职务。参与多项国家及省部级课题，发表文章多篇。主要从事高血压及相关疾病的临床和基础研究工作。

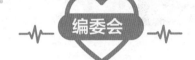

编委会

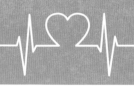

　　健康是人们生存的必然条件，健康才是幸福，这已成为不争的事实。然而我们也时刻面对着有关健康的挑战，是什么呢？

　　当今人们的生活条件越来越好，生活方式不知不觉地发生了改变：在职人员忙于工作、社交往来，更多的人从骑车上班变成开车上班，活动越来越少；普通家庭在家就餐次数减少，去餐馆就餐、点外卖已经成为年轻人饮食的常态，一些人更是把谈生意和闲暇之时的聚餐当作时尚；孩子们喜爱高脂餐（如汉堡、炸鸡、薯条等），无节制的饮食使肥胖的儿童越来越多；由于工作压力大而导致睡眠时间不足和睡眠质量差的人比比皆是……人群中高血压、高脂血症、糖尿病、肥胖的发生率逐渐上升，且呈现年轻化趋势。

　　面对这些健康问题的巨大挑战，如何管理好自己的健康，如何帮助关心的人管理好他们的健康，最重要的一点就是要了解什么是健康，怎样才能与健康越来越近。

　　本书的作者均是有 15 年以上临床经验的心血管、高血压专业的医生，有丰富的与各类患者交流的经验，了解患者的一些常见的健康盲点。希望本书能够给大家提供一个认识健康的途径、一个采取科学生活方式的范本，能够给大家一些帮助，也希望大家喜欢。

孙宁玲

2023 年 4 月

目 录

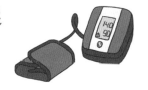

❤ 第一章·高血压概述

第一节 了解血压

第二节 高血压基础知识

第三节 特殊类型高血压

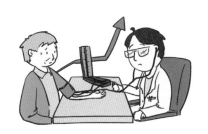

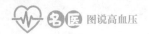
♥ 第二章·高血压的危害

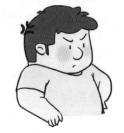
第三章·高血压的相关检查

第四章 · 常见的口服降压药

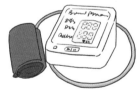

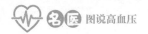
❤ 第五章 · 高血压的治疗

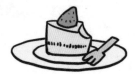

第五节　男性拟生育高血压患者如何接受降压治疗

第六节　降压药物使用原则、误区和常见问题

第七节　血压忽高忽低的治疗

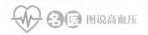

❤ 第六章·高血压的日常保健

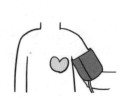
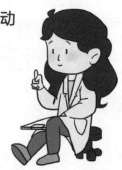

第一章
高血压概述

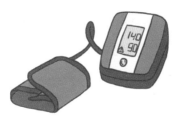

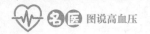

第一节 了解血压

♡ 1. 了解心血管系统

心血管系统包括心脏、动脉、静脉和毛细血管，血液在其中流动，循环于周身。心脏通过有节律地收缩、舒张，不断将血液从动脉射出，从静脉吸入。

您可以把心血管系统想象为一个整体的公路网，高速公路和主干道相当于动脉和静脉，分支公路则相当于给脏器补给血液的小血管。像公路网一样，心血管系统内的血流是连续的，流动中的血液会对血管壁形成压力，从而形成了血压。

心脏是一个高度肌肉化的器官，如机械泵一样推动血液流向全身。心脏连续地跳动，从而保证源源不断地把氧气、养分和其他重要成分供应到人体的各个部位，最大程度地保证人体各组织的供氧。

心脏由四个被肌肉包裹的腔组成。这四个腔被称作左心房、右心房、左心室和右心室。在每一次心跳过程中，心肌收缩导致这四个腔的壁受到拉力，就像一个被挤压的拳头。这个过程对心脏腔内的血液施加了压力，这个力驱使血液从心房流入心室，再从心室流入动脉。正是在这个封闭的心血管系统中的这种抽泵行为，以及周围血管对血流的阻力，产生了血压。

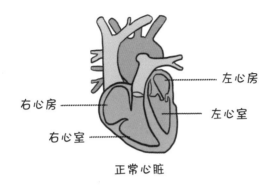

右心房 ——————

左心房

左心室

右心室 ——————

正常心脏

♥ 2. 什么是血压

　　血压是心脏中的血液被抽泵到全身时血液对血管壁的压力。血压是非常重要的，如果没有血压，血液就不可能流动。为了监测自己的健康状况，您可以将测量血压作为常规体检中最基本的一项。一般的血压测量结果采取两个数字形式表示，分别表示收缩压和舒张压。较高的数字是收缩压（俗称高压），代表心脏收缩驱使血液流经动脉时的动脉压力；较低的数字是舒张压（俗称低压），代表在两次心跳之间心肌舒张时的动脉血压。目前常用的血压单位为毫米汞柱（mmHg），例如：120/80 mmHg。

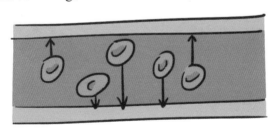

3

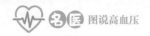

3. 什么是高血压

当各种因素（如血管内血容量增加、血管收缩等）使血管内血液对血管壁产生的压力持续异常增高时，高血压就出现了。简而言之，高血压是血液对血管壁的压力异常升高的病理生理现象，表现为动脉系统内压力的异常升高。

第二节　高血压基础知识

1. 血压多高是高血压呢

在未使用降压药物的情况下，非同日 3 次测量诊室血压，若收缩压 ≥ 140 mmHg 且（或）舒张压 ≥ 90 mmHg 为高血压。若收缩压 ≥ 140 mmHg 且舒张压 < 90 mmHg 为单纯收缩期高血压。

若患者既往有高血压史，目前正在使用降压药物，虽然血压测量值低于 140/90 mmHg，仍应诊断为高血压。

2. 为什么会产生高血压呢

遗传是高血压最常见的因素。若父母双方有高血压，子女成年后发生高血压的几率就会很高。一般高血压的发病年龄在 40 岁以后，但假如您的工作或学习持续地处于极度紧张状态，又极少活动（久坐、伏案工作等），同时还每日吸烟，吃饭口味偏咸、高脂饮食居多，那么您发生高血压的年龄将会提前。

不良的饮食习惯和生活习惯会导致体重的增加，而超重和肥胖也是高血压患病的重要危险因素。我国成年人的随访研究结果发现，超重和肥胖人群的高血压发病风险是体重正常者的 1.16~1.28 倍。超重和肥胖与高血压患病率的关联最为显著。

此外高血压的发生还与过量饮酒有关。我们可以通过计算每日酒精的摄入量来了解是否存在饮酒过量，当每日酒精摄入量男性 41~60 克、女性 21~40 克即为危险饮酒，如果每日酒精摄入量男性超过 60 克、女性超过 40 克即为有害饮酒，危险饮酒和有害饮酒均属于饮酒过量。在过量饮酒的高血压患者中，限制饮酒是可以协助控制血压的，酒精摄入量平均减少 67%，收缩压可下降 3.31 mmHg，舒张压可下降 2.04 mmHg。

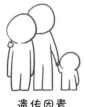 

遗传因素　　　　　　环境因素　　　　　习惯因素

高血压常常被描述为"富贵病"，说明高血压不仅影响一般人群，还影响能享受奢侈生活的人。目前社会生活水平越来越高，但不健康的生活习惯（如活动少、焦虑、紧张、高

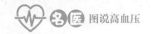
脂饮食、吸烟等）却越来越普遍。这种现象在中青年职场人员中比较多见，而这些人往往是最容易忽视健康的人群。他们拼命工作，却很少去看病，这种不良的生活方式加上对自己身体状况缺乏关注，很容易延误早期对高血压的诊断和治疗。疾病就是这样，潜移默化地侵蚀着您。您是否注意到便利食品的食用增多会使新鲜蔬菜和谷物的食用减少？这样就会在总体上增加盐、脂肪、糖类和热量的摄入。这些转变，加上体力活动减少，不仅会引发血压升高，还会导致超重和糖尿病。

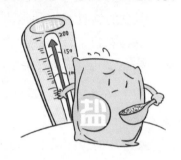

3. 什么情况易患高血压

（1）年龄增长　我们的血压有随着年龄增长而升高的自然趋势。当人的年龄超过 65 岁之后，高血压的发生率会超过 60%。虽然高血压也会发生在年轻人中，但是发生率较低（小于 30%）。在年轻人群中，高血压倾向于呈现舒张压升高（即低压高），而老年人倾向于呈现收缩压升高（即高压高）。

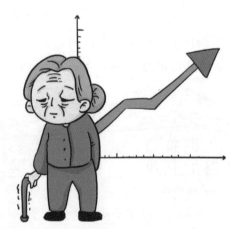

（2）**家族倾向** 如果父母均患高血压，那么子女患高血压的机率就会更大。20%~40% 个体之间的血压变异是继发于遗传（基因）因素。

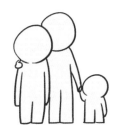

（3）**盐摄入过高** 多年的科学研究证实，我们平日饮食中摄入了太多的盐，而通过限制我们的盐摄入量能够明显降低血压。目前建议每日总盐摄入量不应超过 5 克，意识到自己每日摄入盐量的多少非常重要。大多数速食（包括面包）、熟肉和酱油中的盐含量都很高，这也是坚持食用新鲜食物的一个很重要的原因。

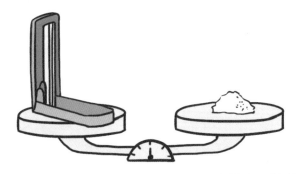

（4）**体重增长** 现今人们的活动量越来越少，导致体重逐渐增加而变得肥胖。常用体重指数（BMI）来衡量胖瘦程度：

体重指数 = 体重（kg）÷ 身高（m）^{2}

当 BMI ≥ 28 kg/m^2 时就要注意了！这已属于"肥胖"，如果不控制体重，将会大大增加你患心血管疾病的风险。且如果男性腰围超过 90cm，女性腰围超过 85cm，则可能会威胁健康。

可以通过运动改善肥胖，运动可以增加呼吸和心跳的频

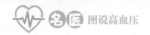

率。正确的运动方法：每周做 3~5 次中等强度的有氧运动，每次 30 分钟，可以帮助降压。日常生活中还有很多小办法可以帮助您运动，例如：步行上班，甩开胳膊大步走；坐公交或地铁时提早 1 站下车，然后步行到达目的地，慢慢增加到 2 站、3 站……步行送家里孩子上下学；用爬楼梯代替坐电梯，开始时每天 1 次，习惯后可以逐渐增加次数；去附近商店购物时，尽量用步行代替坐车。千万不要因为血压高而害怕运动，可以从小量的运动开始，适应后再慢慢增加运动量，正确、安全地运动。

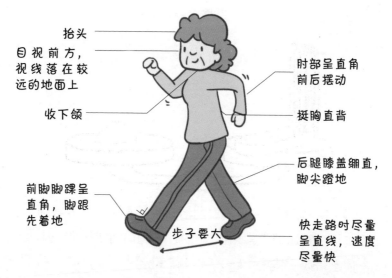

（5）**糖尿病患者**　如果您有糖尿病，那么患高血压的概率就是正常人群的 2 倍。例如，一个 2 型糖尿病的患者常常有高脂饮食，而血脂高会降低血管弹性，导致血管变硬，进而引起血压升高。

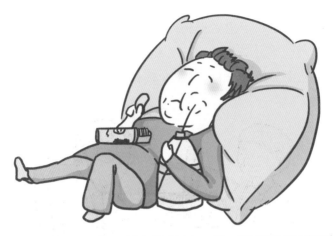

假如您存在上述 5 项中的任何一项，可能就找到了您发生高血压的原因，那么您就应当思考如何应对——找医生帮忙，或是针对已知的因素进行自我控制。

第三节　特殊类型高血压

♡ 1. 什么是白大衣高血压

血压除与自身的血压水平有关外，还受外界环境与心理因素的影响。白大衣高血压（white coat hypertension，WCH）也称"门诊高血压"，是指有些患者在就诊时由医生或护士在诊室内测量的收缩压 ≥ 140mmHg 或舒张压 ≥ 90mmHg，但

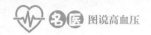

在家中自测血压时或 24 小时动态血压监测时血压正常。

这可能是由于患者见到穿白大衣的医生后精神紧张，血液中出现过多儿茶酚胺，使心跳加快，外周血管收缩、阻力增加，从而导致血压上升，产生所谓"白大衣效应"。

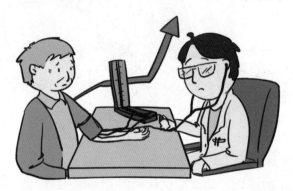

流行病学调查发现，在高血压患者中，白大衣高血压占9%~16%。其中老年患者较常见，易导致过度降压治疗。随着高血压诊断及防治研究的进展，白大衣高血压越来越受到人们的重视。鼓励患者进行家庭自测血压，必要时完善动态血压监测，可以协助发现是否存在白大衣高血压。

♡ 2. 什么是"H"型高血压

伴有血浆同型半胱氨酸增高的高血压，又被称为"H"型高血压。高血压合并高同型半胱氨酸，二者协同可增加心脑血管事件的风险。

与西方人群相比，我国人群的同型半胱氨酸水平较高，其原因有遗传、环境和生活习惯等方面。首先，我国人群的某些基因型和西方人种不同，所以血浆同型半胱氨酸水平高，叶酸水平低。其次，食物中的叶酸摄取主要是通过水果和绿色蔬菜，但是我国居民的饮食特点是富含叶酸食物摄入量少，且习惯把蔬菜等食品烹调后食用，会使大量的叶酸遭到破坏。

控制"H"型高血压的关键在于改善生活方式。比如适当控制富含蛋氨酸蛋白饮食，补充富含叶酸、维生素 B_{12} 的食物，如猕猴桃、菠菜、黄豆等，辅助药物治疗。

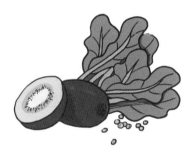

♡ 3. 什么是盐敏感性高血压

简单说就是对盐敏感的高血压，其最大特点是摄入钠盐后会出现血压升高，而限制摄盐后血压降低。在临床上，可以通过给予盐负荷并观察其所带来的血压变化，来确定高血压患者是否存在盐敏感现象，我们称之为盐敏感试验。我们可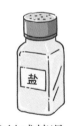
以通过进行盐敏感试验来了解自身血压对于盐的敏感情况。盐敏感性高血压患者在限制盐摄入后可能带来更为明显的血压降低，但即使是对盐不敏感的高血压患者控制盐的摄入也有助于控制血压。

11

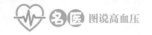

♡ 4. 什么是清晨高血压

清晨高血压是高血压的一种特殊表现形式，指的是清晨时段（即睡眠清醒后 2 小时内）的平均血压升高，多采用诊室外血压测量进行评价，包括家庭血压测量和动态血压监测，当清晨血压 ≥ 135/85mmHg 就提示存在清晨高血压。

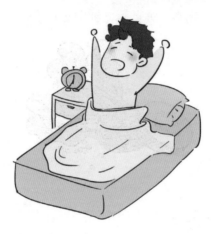

· 哪些人容易出现清晨高血压呢？

清晨高血压常见于老年患者、男性、饮酒患者，合并腹型肥胖、空腹血糖受损、代谢综合征患者，且需服用的降压药物数量更多、血压控制比例更低；此外清晨高血压还与吸烟、摄盐量过多、合并阻塞性睡眠呼吸暂停低通气综合征、焦虑等有关。在应用药物治疗高血压的患者中，由于清晨是药物浓度的低谷，清晨高血压也是血压控制欠佳的常见表现。

· 为什么要重视清晨高血压?

清晨高血压发生于清晨,这个时间段是心脑血管事件高发的特殊时段,且清晨血压升高有特殊的发生机制,使这类患者心血管疾病及事件发生风险高于普通高血压患者。清晨高血压的发生相对隐蔽,其检出、治疗及管理都具有一定的特殊性。

· 清晨高血压有什么危害?

在清晨清醒过程中,许多升高血压的因素会处于活动状态,加之清晨情绪、心理因素等的作用,既可导致清晨血压异常升高,也使得清晨成为心血管事件的高发时段。研究发现,清晨相较于其他时段心血管死亡风险升高 70%,缺血性卒中发生风险增加 4 倍。清晨家测收缩压每升高 1mmHg,心血管死亡风险上升 2.1%;糖尿病合并清晨高血压患者大血管并发症发生风险增加 3.85 倍,死亡风险增加 4.87 倍;血压晨峰升高者心血管事件发生率上升 30%~45%,血压晨峰 ≥ 37mmHg 者冠脉事件发生风险上升 45%;清晨高血压患者颈动脉粥样硬化发生的相对风险也上升 5 倍。除动脉病变,清晨高血压也与高血压左室肥厚的发生有关,清晨收缩压每升高 10mmHg,左室肥厚风险将增加 23%;此外,清晨高血压还与蛋白尿、慢性肾病肾功能恶化及合并糖尿病患者糖尿病肾病的发生有关。

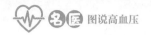

·如何发现清晨高血压?

清晨高血压的发现常常需要诊室外血压测量,如家庭血压测量或动态血压监测,其中家庭血压测量是非常重要的。

表1 清晨血压的监测评估方法

方法	测量要求	测量仪器	可行性
家庭血压监测	清晨 6:00~10:00 起床后 0.5~1 小时内测量,通常应在服药前、早餐前、排空膀胱后坐位测量	经国际标准认定的家用血压计	推荐、首选
24 小时动态血压监测	动态血压记录起床后 2 小时或清晨 6:00~10:00 血压平均值,通常应在服药前、早餐前	24 小时动态血压计	必要时、在有条件的医院
诊室血压 *	清晨 6:00~10:00 在诊室外测量血压,通常应在服药前、早餐前	经国际标准认证的电子或隧道式血压计	推荐测量诊室外清晨血压

＊诊室环境中的诊室外血压

5. 打鼾和高血压有关系吗

有很多朋友都在抱怨睡不好。睡眠的确非常重要,若每天睡眠不足 6 小时,患高血压、糖尿病的风险会大大增高。在睡不香的人群中,有很大一部分人表面睡得好,睡眠过程中鼾声大作,但实际上是真正睡得最不好的人。

在医学上,夜间打呼噜人群中很大一部分为阻塞性睡眠呼吸暂停低通气综合征，英文缩写为 OSAHS，是一种由于上气道阻塞引起的睡眠呼吸疾病。

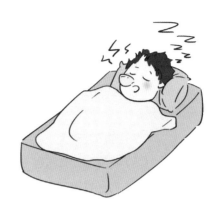

研究表明，OSAHS 患者中高血压的发病率明显升高，高达 35%~80%。实际上，有些患者的高血压是继发于未经诊治的 OSAHS，这也是继发高血压的重要原因之一。而且 OSAHS 越严重，高血压的患病率也越高，患高血压的程度也越重，其动脉硬化和大动脉弹性降低的情况也越严重，心脏受累及合并其他疾病的比例也越高。

6. 老年高血压患者的基本情况

· 何为老年人？何为高龄老年人？

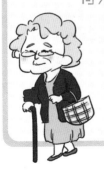

目前，有关老年人的年龄定义有所差异，多数指南中将老年人定义为 ≥ 65 岁。有关高龄老年人的定义则基本一致，≥ 80 岁为高龄老年人。

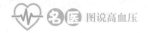

·老年高血压患者的临床特点有哪些？

（1）收缩压增高，脉压（收缩压与舒张压的差值）增大。

（2）血压波动大。

（3）容易出现体位性低血压和餐后低血压。

（4）血压昼夜节律异常。

（5）白大衣高血压增多。

（6）假性高血压增多。

上述高血压的临床特点，与老年动脉硬化性血管壁僵硬度增加、血压调节中枢功能减退有关。

直立性低血压：从卧位改变为直立体位的3分钟内，收缩压下降＞20mmHg或舒张压下降＞10mmHg，同时伴有低灌注的症状，如头晕或晕厥。老年单纯收缩期高血压伴有糖尿病、低血容量，应用利尿剂、扩血管药或精神类药物者容易发生体位性低血压。

餐后低血压：餐后2小时内每15分钟测量1次血压，与餐前比较，收缩压下降＞20mmHg；或餐前收缩压≥100mmHg，但餐后＜90mmHg；或虽餐后血压仅有轻微降低，但出现心脑缺血症状（心绞痛、乏力、晕厥、意识障碍）。

假性高血压：假性高血压是指袖带法所测血压值高于动脉内测压值的现象（收缩压升高≥10mmHg或舒张压升高≥15mmHg），多见于严重动脉硬化的老年患者。

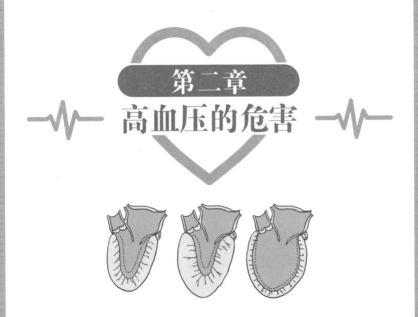

第二章
高血压的危害

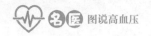

　　高血压是一种以体循环动脉压升高为主要特点的临床综合征，动脉压的持续升高可导致体内重要脏器如心脏、肾脏、脑和血管的损害。高血压的治疗不仅仅是为了降低血压，更重要的是为了防止高血压造成身体主要器官损害导致的致残、致死等严重后果。高血压药物治疗的目标是使血压终身控制在"达标"水平。

第一节　高血压的危险度分层

　　高血压带来的主要危害是心血管病风险的增加。因此，对于高血压患者进行心血管病风险的评估是发现并及时治疗高风险人群的关键。高血压患者的心血管风险分层主要根据血压水平、存在的心血管危险因素、已有的靶器官损害、临床并发症和糖尿病等病情来进行，分为低危、中危、高危和很高危 4 个层次，代表患者在未来 10 年发生主要不良心血管事件（如心肌梗死、脑出血、脑梗死、心脏猝死等）的风险：低危为 < 15%，中危为 15%~20%，高危为 20% 以上 ~30%，很高危 > 30%。

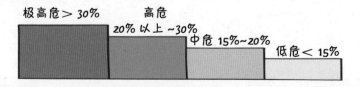

第二节 高血压引起左心室肥厚和冠状动脉粥样硬化

1. 左心室肥厚：心力衰竭的前奏

左心室肥厚是评价高血压对心脏损害程度的重要指征。

当血压持续升高，心肌长期超负荷做功，在异常体液因素影响下，心肌细胞结构、数量及功能发生改变，使左心室心肌肥厚。左心室肥厚进一步发展，会导致心力衰竭。

王某，有20年高血压病史，"服用复方利血平氨苯蝶啶片，每天1次，每次1片，规律服药，5年前体检时，血压155/90mmHg，继续服用复方利血平氨苯蝶啶片"，可见虽然他坚持规律用药，但没有把血压降低到"达标"水平，此后检查发现的"左心室肥厚"与他的血压水平控制不好高度相关，长此以往，可造成心脏病变进一步加重，最终导致难以逆转的心力衰竭。

现在有大量临床证据证明，良好的治疗手段可使左心室肥厚逆转。

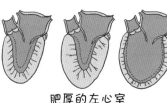

正常左心室　　肥厚的左心室　　左心室逐渐扩大，左心功能受损

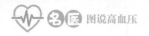

根据心电图、超声心动图可诊断左心室肥厚。

2. 冠状动脉粥样硬化：心肌梗死的罪魁祸首

冠状动脉是供应心脏自身氧和营养物质的血管，血压升高可诱发和加速动脉粥样硬化的发生、发展，可导致冠状动脉粥样硬化心脏病（冠心病）；如果病情未得到控制，可能发展为不稳定性心绞痛和急性心肌梗死（也称为心肌梗塞或心梗）。

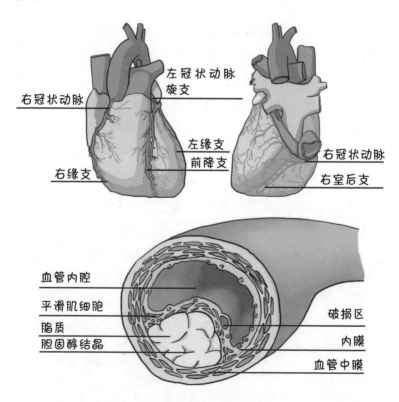

在冠状动脉粥样硬化的基础上，斑块表面出现溃疡或斑块破裂，引起血管内形成血栓，导致血管不完全或完全堵塞，是不稳定性心绞痛和急性心肌梗死的主要原因。

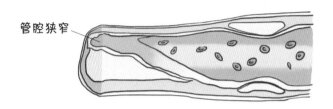

徐某，高血压病史 5 年，以前服用苯磺酸氨氯地平片，每日 1 次，每次 5mg，没有坚持长期服药。不坚持服用抗高血压药物，血压控制不能做到长期"达标"，是导致徐某患上冠状动脉粥样硬化性心脏病的重要原因。

通过冠状动脉造影、冠状动脉 CT 检查，可以检查冠状动脉粥样硬化所导致的血管狭窄的程度。

建议高血压病史大于 5 年以上的患者，每年至少 1 次去正规医院做心血管方面的体检。

第三节　高血压引起脑缺血和脑出血

血压升高，没有不舒服的感觉并不代表没有损害。高血压病初期，一些身体的症状不易被发现，如全身细小动脉痉挛，随着病情的发展，细小动脉逐渐硬化，中等血管及大动

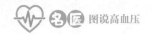

脉出现内膜脂质沉积，形成粥样硬化斑块和血栓。这种变化，多发于冠状动脉、脑动脉、肾动脉，所以说高血压没有症状，不代表没危害，它会慢慢破坏患者的心、脑、肾等器官，堪称健康的"隐形杀手"。

脑卒中（又称"中风""脑血管意外"）是一种急性脑血管疾病，具有发病率高、死亡率高和致残率高的特点，包括缺血性卒中（脑血栓）和出血性卒中（脑出血）。缺血性卒中的发病率较高，颈内动脉和椎动脉的动脉粥样硬化病变、狭窄和闭塞，均可引起缺血性脑卒中，患者年龄多在 40 岁以上，男性较女性多，严重者可引起死亡。出血性卒中的死亡率较高。不同类型的脑卒中治疗方式不同。由于一直缺乏有效的治疗手段，目前认为预防是最好的措施，其中高血压是导致脑卒中的重要可控危险因素。因此，降压治疗对预防脑卒中发病和复发尤为重要。

1. 脑缺血和脑出血：脑中风的元凶

高血压诱发和加速动脉粥样硬化的发生、发展，动脉粥样硬化多发于脑内小动脉和颈动脉，可造成脑缺血（缺血性脑卒中）。高血压及年龄因素使脑内小动脉结构发生改变，形成微小的动脉瘤，这是造成脑血管破裂，导致脑出血（出血性脑卒中）的重要原因。

赵某，高血压病史 28 年，平时不按要求长期规律服用降压药，难受的时候才连续吃几天，血压控制不达标，是导致脑缺血的重要原因，甚至还有可能导致脑出血。

目前有大量临床证据证明，科学的抗高血压和降血脂治疗，可降低脑缺血或脑出血发生的风险。

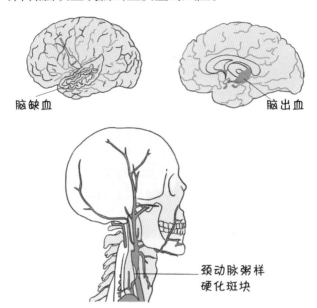

脑缺血　　　　　　　　　　　　　　　　脑出血

颈动脉粥样
硬化斑块

颈动脉超声可检查并发现颈动脉粥样硬化，通过 MRI（核磁共振）和颅脑 CT 以及经颅多普勒（TCD）可检查脑内动脉病变。

♡ 2. 血压水平与脑卒中发病危险呈显著正相关

收缩压每升高 10mmHg，脑卒中发生的相对危险增加49%（脑缺血增加 47%，脑出血增加 54%）；舒张压每升高5mmHg，脑卒中危险增加 46%。脑血管合并症是我国高血压最常见的合并症，年发病率约为 120~180/10 万，是急性心肌梗死的 4~6 倍。

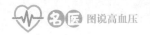

第四节　高血压促使肾功能减退

　　长期的高血压会诱发和加速肾动脉发生粥样硬化，造成管腔狭窄。当肾动脉狭窄大于 70%，会激活肾素－血管紧张素－醛固酮系统（RAAS），使血压进一步升高，形成恶性循环，逐渐引起肾功能减退。同时，长时间血压升高会造成肾脏小血管病变，引起缺血性肾病，使肾功能逐渐发生异常。长期的肾功能减退，最终会导致肾功能衰竭。

肾功能减退：肾功能衰竭的始作俑者

　　肌酐和蛋白尿是评价高血压造成肾功能损害程度的重要指标。

　　长期的肾功能减退可造成肾功能衰竭。

　　长期的高血压会诱发和加速肾动脉发生粥样硬化，造成肾动脉狭窄，引起肾功能减退。

　　高某，"血压 165/105mmHg"，高血压长期没有得到有效控制，是导致"高血压肾病"的主要原因。像高某这样的患者，切忌自行用药，防止肾功能受损进一步加重。

　　目前有大量临床证据证明，科学的抗高血压治疗可以

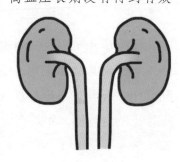

防止高血压造成肾脏损害。据可靠资料显示，舒张压每降低5mmHg，可使发生终末期肾病的危险减少 1/4。

通过尿液检查及血液肾功能检查，当血清肌酐升高、微量白蛋白尿、白蛋白 / 肌酐比值升高时可以诊断肾脏损害。

第五节　高血压与动脉硬化

1. 什么是动脉硬化

动脉硬化泛指动脉管壁非免疫病性、以管壁增厚和 / 或硬度增加为特征的慢性病变。动脉硬化包括动脉粥样硬化和动脉硬度增加等情况。

（1）动脉粥样硬化是动脉管壁的一种慢性进行性疾病，病变血管局部出现脂质聚积，纤维组织增生，并逐渐形成斑块。动脉粥样硬化的发生与多种危险因素有关，包括血脂异常、高血压、糖尿病、吸烟、遗传等。动脉粥样斑块是逐渐形成的，随着动脉粥样硬化性斑块的增长，或斑块破裂继发血栓形成、斑块内出血时，可导致动脉管腔闭塞，致使其供血组织或器官发生缺血性损伤。动脉粥样硬化多累及如冠状动脉、脑动脉、肾动脉等中型动脉，也可累及大动脉。

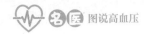
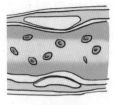

斑块形成

（2）动脉硬度增加是指动脉管壁的硬度增加，是动脉内压力增高等因素导致的退化性动脉病变，表现为动脉管壁内弹力纤维断裂、胶原纤维沉积，致使动脉管壁弹性下降、硬度增加。动脉僵硬度增加可累及各级动脉，但以管壁弹力纤维含量丰富的大动脉受累为主，是多种心脑血管疾病的独立危险因素。

2. 高血压在动脉硬化中起着重要作用

高血压是动脉粥样硬化性心血管疾病的重要危险因素。收缩压每升高 10 mmHg，脑卒中与致死性心肌梗死发生风险分别增加 53% 与 31%，收缩压每升高 20 mmHg 或舒张压每升高 10 mmHg，心、脑血管病发生的风险倍增。高血压还可导致颈动脉、肾动脉、下肢动脉、锁骨下动脉、主动脉等动脉血管发生动脉粥样硬化斑块。

高血压是动脉硬度增加的关键影响因素，动脉硬度的增加不仅与血压水平相关，还与高血压病程相关，高血压患病时间越长，动脉硬度增加会越发明显。从图中我们可以看到，随着血压的升高，动脉硬度常用评估指标（PWV）逐渐升高，这种现象在各个年龄段都是存在的。

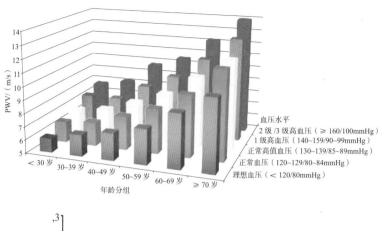

随着随访时间的延长，动脉硬度升高的人群心血管疾病的
患病风险上升

♡ 3. 如何发现动脉硬化

　　高血压患者应定期进行动脉方面的检查，以便及时发现
问题，尽早得到治疗。

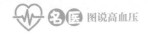

· 动脉粥样硬化检查

（1）动脉超声检查：血管超声技术可用于较为浅表的动脉如颈动脉、锁骨下动脉、上肢动脉、下肢动脉等血管的检查。

优点：无创、设备和技术可及性好、价格实惠、检查方便。

（2）动脉CT或核磁造影检查：通过静脉注射造影剂后进行CT或核磁共振检查可显示出目标血管的管腔内情况，发现狭窄病变并判断狭窄程度。

优点：血管显示清晰，可用于机体深部血管的检查如肾动脉、冠状动脉、颅内动脉、主动脉等。

劣势：由于检查相对昂贵，且需接触造影剂等，CT检查还需接触射线，对身体存在潜在不良影响，因此并不作为常规检查项目，应当在医生的建议下进行。

（3）动脉造影检查：采用介入技术，通过导管将造影剂直接注射到所需检查的动脉血管中，从而获得更为清晰的图像，更为准确地判断血管狭窄程度。

优点：准确、可同步完成介入干预。

缺点：有创、昂贵、需接触射线和造影剂等。

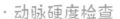

· 动脉硬度检查

（1）脉搏波传导速度（PWV）：根据压力波在血管壁上传导的特点，当血管壁硬度增加时，压力波传导速度增快；反之，动脉弹性良好时传导减慢。我们可以通过检测动脉上的2个点之间的脉搏波传导速度来了解动脉硬度的情况。目前常用的有颈动脉－股动脉PWV（cfPWV）和肱动脉－踝动脉PWV（baPWV）。

（2）脉搏波分析：通过对周围动脉（桡动脉）采集到的脉搏波波形分析，可以获得中心动脉收缩压、脉压等参数，以及动脉僵度指标——反射波增强指数（AIx）。

（3）通过动脉超声及其它影像学技术可观察周围动脉的扩张性，反映局部血管的弹性。

（4）移动智能设备用于动脉硬度日常监测：随着移动智能设备的发展，目前已有智能手表结合智能手机"血管健康"应用程序，可用于动脉硬度的评测和长期监测。

4. 如何治疗动脉硬化

如上文所述，动脉硬化无论是粥样硬化还是动脉硬度增加都是逐渐出现和进行性发展的，因此早期检查、早期发现、早期干预是预防和延缓病变进展的关键。

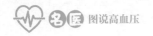

·生活方式改变

生活方式改变仍然是治疗的基础，例如合理饮食、适量运动、控制体重、戒烟和避免吸入二手烟等。

·药物治疗

（1）动脉粥样硬化：药物是动脉粥样硬化性心血管疾病治疗的关键措施。可在医生的指导下选择服用他汀类药物，以及适时加用抗血小板药物。

（2）动脉硬度增加：控制血压是预防和改善动脉硬度的主要治疗方式，已有的研究结果提示，多种降压药物都具有改善动脉僵硬度的作用。

（3）合并疾病的治疗：其中糖尿病、高脂血症等的治疗均有助于改善动脉硬化。

第三章
高血压的相关检查

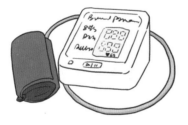

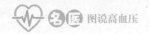

第一节　准确自测血压是"必修课"

　　我国有高血压患者将近 2.7 亿人，是高血压病高发国家。有效地降低血压是降低心血管事件发生率的最直接有效的方法，而准确、有效地检测血压是评估血压控制情况的最直接手段。由于血压在一天之内是不断变化的，随着机体的不同状态而发生波动，故只凭单次的诊室血压测定很难全面评估抗高血压药物的疗效，也不能全面评估个体患者的血压升高特点。由此可见，日常自我监测血压的变化成了高血压患者生活中的"必修课"。

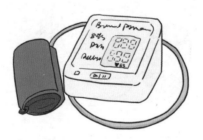

1. 准备工作——测量血压前要注意哪些问题

　　（1）测量血压前应安静休息至少 5 分钟，在测量前 30 分钟内禁止吸烟、饮咖啡，要排空膀胱。
　　（2）被测量者最好取坐位，坐靠背椅，上臂与心脏处在同一水平高度。

（3）老人、糖尿病患者及常出现体位性低血压情况者，应测立位血压。立位血压应在卧位改为站立位后 1 分钟和 3 分钟时测量。

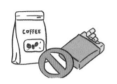

2. 注意事项——测血压的袖带不能太松或太紧

（1）测量血压时，将血压计的袖带绑在上臂，上臂大约与心脏处在同一水平高度，手掌向上。

（2）袖带的下缘放置在肘关节前自然皱折上方约 2.5 厘米处。

（3）袖带要平整、舒适地绑在上臂上。

（4）袖带的松紧度以能放进一个手指为宜，不能太松或太紧。

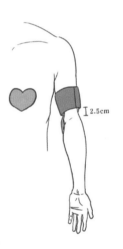

3. 开始测量——血压测量的步骤

家庭测量血压建议使用电子血压计，电子血压计有上臂式、腕式和指夹式。主张高血压患者日常监测血压时使用上臂式血压计，因为一般测量的血压是指人体体表大血管的血

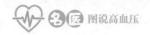

压，腕式和指夹式血压计实际上测量的是人体末端小血管的血压，需要通过换算才能得出大血管的血压。

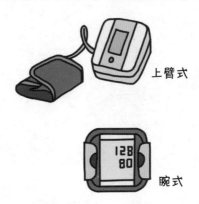

上臂式

腕式

家庭血压测量步骤如下。

（1）准备 测量血压前应避免憋尿、饮浓茶、饮咖啡、吸烟、就餐、运动、洗澡等情况，以免影响测量数值（除有特殊需要）；测量地点应选择安静的房间，准备有靠背的椅子和合适高度的桌子。

（2）测量 测血压时，应将捆绑袖带的上臂放在桌子上，与心脏处于同一水平高度，两腿放松、落地。也可采用更舒适一些的落座条件，比如沙发等稍矮一些的座位，但应尽可能确保捆绑袖带的上臂与心脏处于同一水平高度。袖带捆绑位置及松紧度要正确，测量过程中，保持安静、放松，避免交谈、看手机等。

（3）记录 将血压测量结果记录在家庭血压记录本或电子表格中加以保存，就诊时携带家庭血压测量记录，以便医生可以了解日常血压控制情况。

4. 固定时间测血压很重要

在此需要指出的是，每天固定一个测量血压的时间很重要。人的血压在一天之内的变化相对是很大的，而且还会随着人的心理状态、时间、季节、气温的变化以及测量的部位、体位的不同而发生变化。因此，每天测量血压的时间应该固定。建议测量血压的时间应该是清晨起床后、服药前，及早餐前、晚餐前，每次测量血压 2~3 次，间隔 1 分钟。应在初诊高血压或药物治疗方案调整后，自测 1 周的血压并记录，以供随访时医生参考并评估药物疗效。血压控制良好时，每周测量 1 天血压并记录即可。

表 2　血压监测表

日期	时间	第一次			第二次			第三次			平均值			体重
		高压	低压	脉搏	高压	低压	脉搏	高压	低压	脉搏	高压	低压	脉搏	公斤

5. 家测血压的诊断标准

综合各国指南中的有关建议，建议家庭血压 ≥ 135/

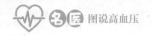

85mmHg 时考虑存在高血压，< 130/80mmHg 时为正常血压。

⚕ 6. 家测血压的临床意义

只有家庭血压监测才能够长期持续监测药物降压疗效。通过进行家庭血压监测并记录，患者可以及时与治疗医生沟通血压控制情况，寻找导致血压未有效控制或控制血压过低的原因，进行更加有效的生活方式干预，或调整降压治疗药物的用法或用量，从而有效提高降压治疗的质量，达到血压长期良好控制的目的。

第二节 高血压患者预防心脑血管疾病需要做哪些检查

高血压患者更容易得心脏病、脑血管病是大家都熟知的，要预防这些心脑血管疾病，可不是单单把血压降下来就可以的，还要做一些辅助检查，了解自己今后发生心脑血管疾病的风险有多大，从而尽早给予恰当的治疗，才会将高血压的危害降低到最小。

高血压的相关检查分为三大部分，简单的说就是：①我身上还有哪些与高血压一起促进心脑血管疾病发生的危险因素？②我的高血压是否已经对身体造成了损害？③我的血压为什么会升高？

♥ 1. 查查我身上还有哪些危险因素

> ### · 血压水平
>
> 血压水平越高，以后发生心脑血管疾病的风险就越大。我们不但要在每次就诊时请医生测量血压，更重要的是要学会自己在家里测量血压，了解自己全天的血压水平。

> ### · 血糖水平
>
> 高血压合并糖尿病以后，发生心脑血管疾病的风险可以增加 2~4 倍。检查血糖水平不但要查空腹血糖，还要测定餐后 2 小时的血糖和糖化血红蛋白。

> ### · 血脂水平
>
> 血脂不仅指甘油三酯，还包括总胆固醇、低密度脂蛋白胆固醇和高密度脂蛋白胆固醇。低密度脂蛋白胆固醇为导致动脉粥样硬化的成分，而高密度脂蛋白胆固醇则起着保护性作用。由于高密度脂蛋白胆固醇的特殊性，目前的血脂控制目标是总胆固醇和低密度脂蛋白胆固醇水平。心血管疾病危

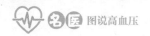

险程度不同的人，所要求控制的胆固醇水平也不同，危险程度越高，总胆固醇和低密度脂蛋白胆固醇水平就应该越低。在就诊时应该请教医生您的血脂应该控制在什么水平才合适。

· 体重和腰围

肥胖容易导致很多种疾病，大肚子的胖子比均匀肥胖的人更容易患冠心病和脑梗死，所以我们要关注体重和腰围。医生常用体重和身高平方的比值来判断肥胖程度，称之为"体重指数"，一般体重指数达到 24kg/m² 就是超重了，大于 28 kg/m² 就是肥胖了。而男性腰围＞ 90cm，女性腰围＞ 85cm 就是超标了。

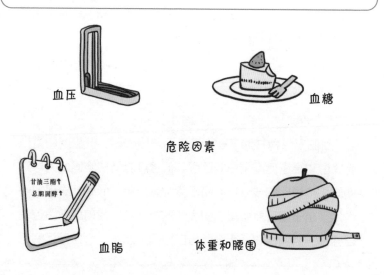

血压

血糖

危险因素

甘油三酯↑
总胆固醇↑

血脂

体重和腰围

♡ 2. 高血压对我已经造成了哪些伤害

　　长期的血压升高会对我们全身的血管以及大脑、心脏、肾脏和眼睛造成伤害。检查哪些指标可以反映这些损害呢？

　　"压差"大是反映动脉硬化最简单的指标，可以用仪器进一步测定脉搏波的传导速度。如果脉压差＞70mmHg，或者脉搏波传导速度加快，都提示大血管硬化。小血管的硬化情况可以请眼科医生检查眼底来了解。如果血管内有斑块形成，可以做颈动脉或者下肢动脉的B超检查。

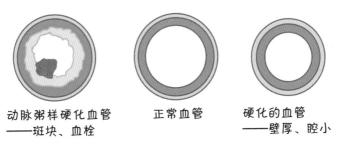

动脉粥样硬化血管　　　　正常血管　　　　硬化的血管
——斑块、血栓　　　　　　　　　　　　　——壁厚、腔小

　　高血压对心脏的损伤主要是心脏变厚、变大，可以通过心电图和超声心动图来反映。

　　给心脏供血的血管叫冠状动脉，如果冠状动脉有斑块形成并引起血管狭窄到一定程度，就是"冠心病"，可以做冠状动脉的CT或者住院做冠状动脉造影检查。

　　高血压肾脏损害的早期指标就是尿里出现蛋白，所以高血压患者要查尿常规和尿白蛋白。另外一个反应肾功能的指标是化验血肌酐水平，计算肾小球滤过率。如果尿里出现了白蛋白排泄的增加，或者肾小球滤过率低于60，就提示肾脏已经受到了伤害，需要积极处理。

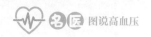
高血压对脑的损害大家都非常熟悉，有脑出血、脑梗死，还有短暂的脑缺血发作。

高血压对器官的损害只有早期发现才有恢复的可能，所以我们一定要关注各种早期检查。

3. 寻找导致血压升高特殊的原因

大概 5%~10% 的高血压是由于特殊的情况或疾病引起的，我们称之为"继发性高血压"。如果针对这些病因进行治疗，就可以治愈高血压。所以当怀疑有这方面的可能时，要进行更深入的检查。继发性高血压的线索包括高血压发病年龄过小（< 30 岁）或过大（> 50 岁），血压水平很高（≥ 180/110mmHg），服用多种药物均难以有效控制血压等等。

继发性高血压的病因有很多，如肾病、肾动脉病变引起的高血压，肾上腺腺瘤导致的血压升高等，在这里就不赘述了。

第三节 高血压患者预防肾脏疾病需要做哪些检查

高血压患者出现肾脏损害，主要表现为尿蛋白的增加和肾功能的异常，如血清肌酐升高、估算的肾小球滤过率降低。

微量白蛋白尿是早期肾脏损害的指标，也是心血管事件的独立预测因。高血压患者，尤其合并糖尿病时，应定期检查尿白蛋白排泄量，监测24小时尿白蛋白排泄量或尿白蛋白/肌酐比值。

第四章
常见的口服降压药

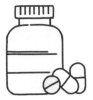

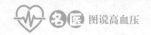

常用的一线降压药物有五类，即钙拮抗剂（CCB）、血管紧张素转化酶抑制剂（ACEI）、血管紧张素受体拮抗剂（ARB）、利尿剂和 β－受体阻滞剂，以及由上述药物组成的固定配比复方制剂。这五大类降压药物都是可以作为初始治疗用药和维持治疗用药的，医生会根据您已有的危险因素、亚临床靶器官损害以及合并疾病情况为您选择适合的药物。下面简单介绍一下五大类降压药物的特点。

1. 钙拮抗剂（CCB）

（1）主要通过扩张血管发挥降压作用，疗效好。

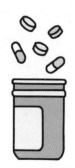

（2）可以与其他四类降压药物联合应用。

（3）尤其适用于老年人、合并动脉粥样硬化的患者。

（4）对血糖、血脂无不良影响。

2. 血管紧张素转化酶抑制剂（ACEI）和血管紧张素受体拮抗剂（ARB）

（1）均作用于血管紧张素系统，发挥降压作用。

（2）共同特点是可预防新发糖尿病、预防新发房颤，是合并冠心病、慢性肾病、糖尿病、心力衰竭等疾病的高血压患者的首选药物。

（3）该两类药物对肾脏有保护作用，但当肾功能严重受损时，应当慎重使用或停用。因此在用药过程中应监测肾功能及血钾水平。

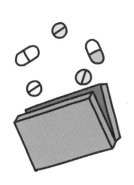

（4）ACEI 常见不良反应为干咳，如服药过程中出现，应及时就诊。

♡ 3. 利尿剂

（1）通过利尿、降低血容量，起到降压作用。

（2）适用于老年人、单纯收缩期高血压及合并心力衰竭等的患者。

（3）用药期间需注意：定期复查血钾、血尿酸。如肾功能正常，可适当补充含钾丰富的新鲜蔬菜等。

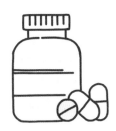

♡ 4. β - 受体阻滞剂

（1）可以减慢心率、抑制心肌收缩力，发挥降压作用。

（2）适用于合并冠心病、心力衰竭、心动过速等的高血

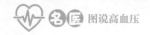

压患者。

（3）长期、大剂量服用可能对糖脂代谢产生不良影响，在服用过程中应注意监测心率变化及血糖、血脂等指标。

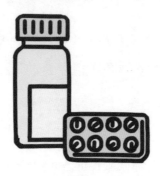

5. 其它类型降压药物

（1）α-受体阻滞剂　并非一线降压药物。由于这类药物可以减轻男性患者前列腺增生的相关症状，减少夜间起夜次数，改善患者生活质量，因此这类药物适用于高血压伴前列腺增生的患者，也可用于难治性高血压患者的治疗。

这类药物可能导致直立性低血压的发生，所以服药时间通常是在入睡前，以预防直立性低血压。

（2）单片复方制剂（SPC）　是常用的一组高血压联合治疗药物，是固定组合。每种 SPC 通常由不同作用机制的 2 种或 2 种以上的降压药组成。其优点是可以减少服用药物的片数，使服药更加方便。

第五章
高血压的治疗

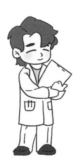

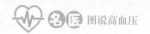

第一节 高血压患者应如何选用降压药物

目前有六大类约70多种降压药物可以用于高血压的治疗，其中用于普通高血压患者的一线降压药物为五大类。在琳琅满目的药物之中，医生完全可以轻松自如地根据高血压指南和患者的实际情况选用不同的药物。依据高血压指南和人群及疾病的不同，医生会很快地给出药物处方，那么医生在为患者选用降压药物时有什么简易选择方法呢？我们来看看不同情况的患者优先选择的药物应该是什么。

1. 得了高血压，马上就要吃药吗

如果您的血压升高，达到了高血压的诊断标准，先不要急着吃药，更不要自行购药治疗。首先要到医院，找有经验的专科医生，确定是否能够诊断高血压；一旦高血压诊断成立，医生会通过了解病史、进行各种检查来寻找高血压的可能原因，排除继发性高血压。如果是继发性高血压，去除或治疗病因，高血压就有可能治愈。大多数高血压患者是原发性高血压，但并非所有高血压病患者一经诊断就要开始药物治疗。对于血压轻度升高、心血管病风险不高的患者，可以在一段时间内进行生活方式干预，并监测血压变化；如经过1~3个月的生活方式调整后血压仍无法降至正常水平，那么

建议去医院就诊以便选择合适的药物进行治疗。

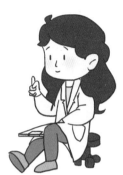

明确病因→继发性

未知病因→原发性

2. 不同类型的高血压患者应优先选择哪一类药物

（1）身处北方居住的高血压患者，日常饮食中食盐量较高，这些患者可首先选择低剂量利尿剂或者选用钙离子拮抗剂（CCB）。

（2）老年高血压患者（年龄＞65岁以上）除了日常饮食中食盐量多外，还常常有动脉粥样硬化（如颈动脉及周围动脉增厚和斑块），这些患者可以首选CCB，因为CCB不仅能较好地控制这部分人的血压，还有抗动脉硬化的作用。但这些患者由于动脉僵硬度较差，血压容易波动，因此建议采用长效的CCB，并从低剂量开始，逐渐增加剂量。当使用1片CCB没有将血压达标时，可以联合ARB（血管紧张素受体拮抗剂）治疗。

（3）对于合并有冠心病、心力衰竭的患者，β–受体阻滞剂常作为首选。有证据显示，这些患者选用β–受体阻滞剂可以减少新发心血管事件和猝死。

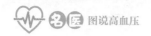

（4）对于有糖尿病和代谢综合征的患者，一般可以首先选用 ACEI（血管紧张素转换酶抑制剂）或 ARB，这些药物可以延缓高血压伴糖尿病患者的肾脏疾病的进展。但应当注意的是，服此药时不能吃太多的盐，盐摄入量高会影响此药的降压疗效。

（5）对于有前列腺肥大的男性高血压患者，可以考虑应用 α - 受体阻滞剂。但要注意的是，此类药物最好晚上服用，因为此类药物扩血管的作用较快，老年人服用后可能会面临直立性低血压的风险。

不论怎样，许多患者是需要同时服用 2 个或 3 个药物治疗的。由此，固定复方制剂就为这些患者提供了可能的选择。对于有高度危险的患者，我们常常建议使用不同的药物联合治疗，这也就是医生常常要给你 2~3 种药物的原因。建议您在药物的选择方面多与医生沟通，不要随意吃药和停药，因为您终究没有太多的医学背景知识，医生建议的每一种治疗都是有理由的。如果个人吃药和停药的随意性太大，会影响整体的治疗效果。

3. 老年高血压患者的血压降到多少合适

65 岁及以上、且小于 80 岁的老年高血压患者，血压可以降至 140/90mmHg 以下，如能耐受则可降至 130/90mmHg 以下。对于 80 岁及以上的高龄老年人，降压的目标值为 < 150/90mmHg，如能耐受则可降至 < 140/90mmHg，但在降压治疗过程中会更加谨慎，药物剂量也会从小剂量开始使用。老年高血压降压治

疗应强调收缩压达标，同时应避免过度降低血压；还应避免过快降压，要在能耐受降压治疗的前提下，再逐步降压达标；对于降压耐受性良好的患者应积极进行降压治疗。

4. 老年高血压患者常常多种疾病并存，并发症多，治疗应个体化

（1）对于合并前列腺肥大或使用其他降压药而血压控制不理想的患者，亦可以应用 α - 受体阻滞剂，服用时应注意防止体位性低血压等不良反应。

（2）对于合并双侧颈动脉狭窄 ≥ 70% 并有脑缺血症状的患者，降压治疗应慎重，不应过快、过度降低血压。

（3）同时综合干预有关危险因素，处理并存的临床疾患，如抗血小板治疗、调脂治疗、降糖治疗、心律失常的处理等。

5. 高血压合并打鼾的患者应该如何就诊呢

首先，要和医生做好充分的沟通。平时注意自己夜间睡眠有无憋醒情况，有无白天嗜睡情况等，还可以询问和自己同睡的人，夜里有无打鼾，睡眠中是否有呼吸暂停。通过详细了解睡眠时的情况，可以对大部分患者做出基本的判断。

同时还应注意自己的血压是否有难以控制的情况，即使服用多种降压药物，血压仍然很高。如果动态血压监测显示为非杓型血压、夜间血压增高，就需要在睡眠中心进行多导睡眠监测，以了解夜间有无缺氧，心电、脑电等有无异常，

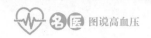

来确定是否有 OSAHS（阻塞性睡眠呼吸暂停低通气综合征）。

大部分 OSAHS 的患者都存在肥胖的情况，所以积极减重会给这样的患者带来意想不到的益处。有一部分患者还需要 CPAP 呼吸机的治疗，当夜间缺氧改善后，患者的血压就随之下降了。

第二节　有冠心病的高血压患者应当如何治疗

高血压的本质是血管性病变，患者的血压控制不好会逐渐加重动脉硬化的进展，发展为冠状动脉硬化性心脏病。目前高血压伴冠心病的患者高达 40%~50%，这些患者除了血压升高以外还有冠心病的临床症状，这些患者应当了解和注意哪些事情？下面我们以一个病例来展示。

患者，男，48 岁，职业为公司经理，平均每日吸烟 20 支，工作压力大，常因工作需要参加宴请。检查发现血脂偏高（低密度胆固醇 LDL-C 4.1mmol/L）。有 5 年的高血压病史，血压波动在 140~150/90~96mmHg 之间，因症状不明显而间断服降压药物，有头痛时服降压药物，不头疼就忘记服药。2 年前因一次连续加班疲劳而大量吸烟解乏（一晚吸 3 包烟），次日上班爬楼时自感胸闷、胸痛，被送至医院就诊，诊断为心肌梗死，随后做了冠脉造影并植入 2 个支架。近年一直吃药，现在劳累时还会出现胸闷。

　　患者的疑问是：①我要吃多长时间药？②我应当吃什么药物？③我还会不会再发生意外，如：我心脏里的支架还会堵吗？如何发现和预防？

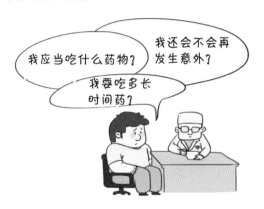

1. 吃药要吃多久

　　有明确冠心病病史的高血压患者（有心肌梗死以及做过冠状动脉支架或心脏搭桥的患者）需要长期及终身服药并强化治疗。同时建议患者在家庭进行自测血压，目的是防止高血压患者冠脉的再狭窄和血栓，防止高血压进展而导致脑卒中，防止发生心力衰竭。

2. 要吃什么药

　　（1）坚持服用降压药物。血压控制不良将会加重心血管

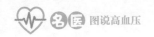

疾病的进展。常用的药物有 β - 受体阻滞剂（如美托洛尔、比索洛尔），ACEI 或 ARB（如缬沙坦、厄贝沙坦、氯沙坦、替米沙坦，可任服 1 种），如果有心绞痛的发作还可以服用钙离子拮抗剂（如氨氯地平、硝苯地平、非洛地平）。高血压合并冠心病患者的血压应首先达到 140/90mmHg 以下，在能够耐受的前提下可继续降至 130/80mmHg 以下。

（2）坚持服用降脂药物。因为有效控制血脂水平至达标可以防止血管内斑块的破裂及冠心病的再发。常用他汀类降脂药物，如辛伐他汀、阿托伐他汀、瑞舒伐他汀、匹伐他汀。高血压合并冠心病患者的血脂达标水平为 LDL–C < 1.8mmol/L。

（3）坚持抗血小板治疗。血栓可导致再次心肌梗死，所以抗血小板治疗应当坚持自始至终。心脏支架术后一般需要联合使用氯吡格雷 1 年以上，而如果使用阿司匹林 100mg 没有不良反应（消化道出血和皮下出血点等），则应当坚持服用终身。

（4）如还有心绞痛发作，则需要服用硝酸酯类药物（如单硝酸异山梨酯片或缓释片）；如长期不发作，可以停用。

（5）如有血糖的异常，建议到内分泌科接受专科医生的治疗和指导。在整个治疗过程中要坚持不吸烟、少饮酒、调解紧张情绪、减轻工作压力。

3. 植入了支架还会堵吗？如何发现和预防

高血压伴有冠心病的患者被定义为高危的冠心病患者，应当坚持服用医生开的药物。不能认为梗死的血管经过支架再通后就万无一失了，如果患者不能坚持或不能积极地改善不良的生活方式，不仅植入支架的血管会再堵，其他心脏血管也会发生堵塞，因此绝对不能忽视！那么要如何做呢？

（1）改变以往的不良生活方式，戒烟，增加体力活动以减低体重，低盐、低脂饮食。

（2）坚持服用医生开的药物。

（3）定期到医院复查一些相关的指标，如血压、血糖、血脂，复查动脉超声，必要时需要复查冠脉 CT。

（4）当出现明显的血压波动或血压持续增高、心前区憋闷时，一定要及时到医院检查。在出差及外出活动时，应当随身携带硝酸甘油、降压药和冠心病治疗药物（服药不要间断）；如长时间出差建议带便携式电子血压表进行血压自测，以观察在不同地区的血压变化；当发生心脏急性症状时，要会自我防护、自救。

第三节　有脑卒中的高血压患者如何治疗

在我国，脑卒中的发生主要是与血压的增高有关。发生过脑卒中的高血压患者，若血压控制不良，则发生再卒中的风险会增高。因此血压的有效控制对一个脑卒中患者非常

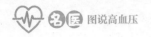
重要。

患者，女，70岁，52岁时发现高血压，随着年龄的增高，其高压（收缩压）逐渐上升，而低压（舒张压）反而不高。近5年常有头痛，医院诊断为高血压，长期服用利尿剂（吲达帕胺片），每日1片。3年前患者因头疼、左手握杯无力，急到医院就诊，血压：178/88mmHg，脑CT：右侧大脑有一区域小面积梗死。住院治疗后恢复，没有留下后遗症。目前坚持服药并活动良好，但血压还常有波动，因此患者有所担心。

患者的疑问是：①我还会再犯脑卒中吗？②什么样的治疗最适合我？③得了脑卒中后应当注意什么？

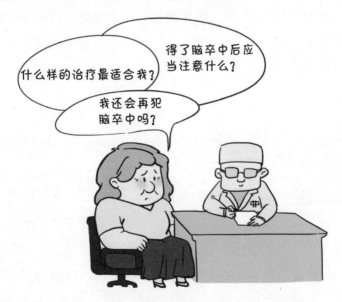

♡ 1. 得了脑卒中还会复发吗

一般来说，血栓堵塞脑血管后如治疗不妥或治疗不及时会影响脑组织（细胞）的代谢，使部分脑细胞缺血和坏死，康复的希望较小；如治疗得及时，损伤的脑组织就较少。一旦患了脑卒中，如治疗不当或不及时，则再发生卒中可能性是很大的。因此，坚持治疗（包括降压、控制血脂、抗血小板或抗凝等）对于预防再卒中具有重要意义。

♡ 2. 什么是比较合适的治疗

脑卒中后第一位的仍然是降压治疗，应当坚持使用降压药物治疗不停顿，一般选用 ACEI（如培哚普利）或 ARB 加利尿剂（如吲达帕胺，小剂量），如果血压还控制不好可以增加 CCB 类药物。应当注意的是：血压不宜降得过快，目标血压应当是 < 140/90mmHg，若患者可以耐受，血压可进一步降低至 < 130/80mmHg。若在降压治疗过程中因血压过低出现头晕、乏力等不适，应当到医院由医生帮您调整药量或改变用药，将血压降到患者能够耐受的程度才是最适宜的。其次一定要长期坚持抗血小板治疗（脑出血的除外），最佳的抗血小板药物是阿司匹林，一般用量为 100mg/ 天，如果不能耐受（有不良反应）可以改用氯吡格雷 50~75mg/ 天，同时可能还需要服用他汀类降脂药物。

有一些发生过脑卒中的患者常常问医生："我是否需要输点活血化瘀的药，疏通疏通血管？"医生的回答是：一定要

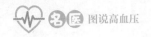

根据患者的具体情况和检查结果定。比如血黏度高（通过血小板的聚集实验证实）、血稠度高（检查血脂，甘油三酯和胆固醇增高），或者患者近期血压稳定但头晕、不适，这些都可能是静脉输液疏通血管的适宜情况。输液治疗一般每年1~2次，随意输液可能会造成危害，因此脑卒中患者到底该不该输液应当咨询医生。

3. 得了脑卒中之后要注意什么

（1）定期关注自己的血压，定期在社区、医院或家里进行血压测量（每周1次），以观察血压的波动状况。按时服降压药、降脂药物和抗血小板药。

（2）定期检查自己的血糖、血脂、血凝分析等，了解这些危险因素，以便及时纠正不良的状况（每3~6个月检查1次）。

（3）定期检查颈动脉超声，对已经有颈动脉狭窄或斑块的患者建议每年检查1次，以观病情是否有进展或延缓。

（4）有明显头晕、不适或者有行动不便的情况时，别忘了复查头颅CT，看是否有新的颅内血管病变。如发现要及时地接受医生的治疗。

第四节 有清晨高血压的患者如何治疗

1. 非药物治疗对于控制清晨高血压有什么帮助吗

由于摄盐量过多、吸烟、饮酒的患者中清晨高血压发生率增高，因此相应治疗性的生活方式改变对于清晨血压控制非常重要。了解自己的饮食习惯、烟酒嗜好、睡眠情况、工作压力及情绪和心理状况，并尽力加以改善，将有助于控制清晨血压。

2. 药物治疗对于清晨血压升高的作用如何

不同降压药物对于清晨血压控制是存在差异的。总体来说，药物作用时间越长，对清晨血压降低的作用越好。因此，对于清晨血压升高的高血压患者，合理选择长效口服降压药物是控制清晨高血压的关键。

3. 药物选择在清晨血压升高中有不同吗

清晨血压升高的患者需要选择长效降压药物，通常的原则是使用半衰期长、安全、可长期使用的药物。此外，联用降压药物不仅可以增加降压幅度，也可以延长药物降压作用的持续时间。

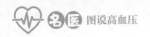

4. 改变降压药物服用时间可以用来控制清晨高血压吗

选择长效药物及联合用药并非能够解决所有患者的清晨高血压问题，改变降压药物的服用时间成为另一种可以尝试的方法。有研究发现，晚间服药有可能改善清晨血压升高。但在改变用药时间前应咨询高血压专业医生，必要时需要进行动态血压监测，根据检查结果选择药物和服药时间。

第五节　男性拟生育高血压患者如何接受降压治疗

1. 男性拟生育高血压患者是否可以接受降压治疗

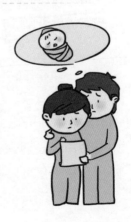

高血压是心脑血管病最主要的危险因素，其脑卒中、心肌梗死、心力衰竭及慢性肾脏病等主要并发症，不仅致残、致死率高，还严重消耗医疗和社会资源，给家庭和国家造成沉重的负担。降低高血压患者的血压水平，可以明显减少脑卒中及心脏病事件，明显改善患者的生

存质量，有效减轻疾病负担。

因此，男性拟生育高血压患者亦应接受降压治疗，包括非药物治疗和药物治疗。

2. 男性拟生育高血压患者可能需要面对的较常见的问题有哪些

高血压患者比血压正常的人更容易发生性功能障碍。男性勃起功能障碍（Erectile dysfunction，ED）是临床中敏感、容易被临床医师忽视，但又常见的问题。正常血压者 ED 发生率为 13%，而高血压患者 ED 发生率为 26%。

高血压患者发生 ED 可能的机制有以下几种。

（1）阴茎动脉内皮功能异常，扩张血管物质一氧化氮（NO）释放减少，小血管扩张能力下降；若发生动脉粥样硬化，则心搏量降低，阴茎动脉供血不足。

（2）心理因素是引起 ED 的重要原因之一。

（3）受降压药的影响。

3. 男性拟生育高血压患者中，生活方式干预很重要吗

生活方式干预（即非药物治疗）对于普通高血压患者很重要，对于男性拟生育高血压患者亦非常重要。同时，已有数据显示，运动＋健康饮食＋体重下降 10%+HDL-C 升高可使 35% 的 ED 患者性功能改善，干预 2 年后改善比例可升高

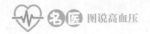

到 56%。

4. 降压药物对男性高血压患者性功能及生育方面的可能影响包括哪些

根据现有研究结果，可能引起性功能障碍的药物包括：利尿剂、β-受体阻滞剂。不引起性功能障碍的药物包括：钙拮抗剂，其中硝苯地平可能改善性功能。可能对性功能有改善作用的药物包括：血管紧张素转换酶抑制剂（ACEI）、血管紧张素受体阻滞剂（ARB）。另外，甲基多巴、利血平、可乐定、普萘洛尔、肼屈嗪、复方降压片、苯乙双胍、胍乙啶等也都有可能导致性功能减退、阳痿及精液质量改变。根据现有研究结果显示，目前常规使用的降压药对于男性患者来说，暂无明确的胎儿致畸作用。

5. 男性高血压患者，是否可以选用 β-受体阻滞剂、利尿剂

β-受体阻滞剂可使外周血管阻力升高，灌注压下降，从而使血液灌注下降；抑制交感神经，引起性激素水平下降。因此，它可以引起新发 ED 或恶化 ED，但存在异质性，不同的 β-受体阻滞剂对勃起功能的影响不同。对于男性高血压患者，选择 β-受体阻滞剂时应考虑其对性功能的影响，在降压的同时尽量同时满足患者的生育需求。

另外，利尿剂也可能引起性功能障碍。但是，对于临床

中的难治性高血压男性患者，以及合并冠心病、糖尿病、脑卒中、心肌梗死、心力衰竭及慢性肾脏病等疾病的男性高血压患者，应以积极控制血压以及治疗主要心血管疾病为主。

第六节　降压药物使用原则、误区和常见问题

1. 降压药的使用原则

（1）根据血压逐步增加剂量　对于部分高血压患者，当服用标准剂量降压药物无法达到目标血压时，可以选择增加剂量。增加剂量的决定应与专业医生沟通后做出。

（2）优先选择长效制剂或长效药物　以便更加平稳、持久地控制全天血压。

（3）联合用药　多数高血压患者仅服用一种降压药物无法理想控制血压，所以常常需要服用2种或2种以上的降压药物，既可以增加降压疗效，又可以尽可能减少药物不良反应的发生。

（4）个体化治疗方案　不同高血压患者的差异是明显的，表现在性别、年龄、血压升高的机制、合并的危险因素及疾病情况，同时每个患者对于药物的反应也有所不同，这就决

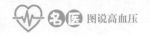

定了不同的高血压患者适合服用的药物可能不同。

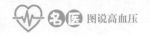 2. 降压药的使用误区

（1）能不用药就不用药　绝大多数高血压患者均需要服药控制血压，服药的目的不仅仅是降低血压，同时也在于降低心血管疾病的发生的可能。

（2）快速降压　降压药物充分发挥作用是需要时间的，同时过于快速的降压有可能引起组织器官的血液供应受到影响。因此，应配合医生以适当的速度降低血压。

（3）两种极端情况：能少用就少用或是把好药都用上　正如上面所述，降压药物的选择是针对不同患者的情况做出的，盲目地"求少"或"求贵"反而会影响药物的选择。

（4）别人用什么我就用什么，别人血压降到多少我也得降到多少　血压的目标值是医生根据每位患者的具体情况做出的，如果达到目标血压后出现不适，应及时与医生沟通，药物的选择也是一样的道理。

3. 降压药的使用目的

（1）有效、平稳地控制血压。

（2）保护心脏、脑、血管、肾脏、眼底等靶器官。

（3）降低心血管事件的发生，降低由此带来的死亡风险，延长寿命。

4. 常见问题举例

·如何面对说明书上的不良反应?

当我们打开药物说明书,面前常常是冗长、繁复的数百字的内容,对于不良反应的描述也五花八门,有的只是大型研究不良反应的数据展示,有的按照发生率高低加以区分,有的仅仅是许多不适情况的罗列。可以简化一下,将不良反应分为两大部分。

A. 不良反应仅表现为身体不适,不会引起新的疾病或临床情况,长期使用无不良影响,但可能影响生活质量。

B. 不良反应是引发新的疾病或临床情况,长期使用存在不良影响。

以下两种药物,您会如何选择呢?

药物 X:可引起 A 类不良反应,但不良反应尚不会影响生活质量。

药物 Y:可引起 B 类不良反应,身体无任何不适。

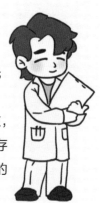

作为医生更倾向于规避 B 类不良反应,选择药物 X;而患者可能会由于不适感觉的存在、对长期用药安全性缺乏了解而做出不同的选择。

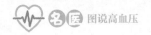

· 不同药物的剂量可比吗?

例: 为何我用了 50mg 的氯沙坦血压降不下来, 医生给我改用坎地沙坦反而只用了 8mg?

答: 不同成分的药物, 其有效剂量是不用的, 这与药物的分子量、药物在人体内的代谢过程和起效机制等有关。有效剂量数值大不代表效果不好, 有效剂量数值小也不代表药物效果一定好。

· 降压药物会产生耐药吗?

答: 降压药物不存在耐药。之所以出现好似耐药一样的血压波动, 常常是因为出现了新的造成血压波动的因素。例如: 高盐饮食、情绪波动、季节变化、服用影响血压的其他药物、新出现继发性高血压或其他影响血压的疾病等。

· 降压药物的剂量一旦调好是否就不变了?

答: 不是的。血压水平波动(如季节变化)、出现副作用、出现新的的合并症或靶器官损害等, 都会促使医生改变降压药物的剂量或种类。

第七节 血压忽高忽低的治疗

其实，正常的血压就是"忽高忽低"的，安静、休息的时候血压较低，活动、情绪变化（如高兴、悲伤、紧张）、进食、排便时血压都会升高。因为剧烈运动、精神紧张、突然兴奋而出现一过性的血压升高，是机体的正常反应。

即使没有任何活动，我们的神经调节和激素分泌也使大多数人的血压值有"双峰一谷"的特点，上午 6~8 点、下午 5~8 点为一天中血压的高峰时间，凌晨 1~2 点是低谷时间。

不过，下面几种特殊的血压波动情况需要大家特别关注。

1. 夜里血压不降低怎么办

高血压患者如果夜间血压没有降低，那么全天处于高血压的时间就显著延长，对心、脑、肾等器官的损害就更大。选择长效的降压药物，或者将服药时间改到下午或晚上，可以纠正这种情况。

2. 清晨血压特别高怎么办

从睡眠状态到清醒状态时，血压升高、心率增快是正常的生理反应。但如果这种变化幅度太大，就会导致心脑血管事件的发生风险大大增加。很多高血压患者的血压有晨峰现

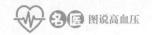

象，但并不是所有患者都需要特殊治疗。如果血压不是太高（高压＜150mmHg），活动后能很快下降，则不必特殊治疗。

在药物治疗方面，克服晨峰现象同样需要我们精细地调节降压药物，如选用长效降压药物、在凌晨起床时服用作用快的降压药、将一天的药物分为 2 次服用、联合应用的药物在不同时间服用等。

❤ 3. 血压随季节变化怎么办

季节变换的时候（每年 3~4 月和 9~10 月份）血压最容易波动。大多数人的血压也是冬天高一些，夏天低一些。对于血压的季节性波动，最好的办法就是定期测量血压，根据血压情况调整用药。在冬春交替和秋冬交替的月份要增加测量血压的频率，如果血压有增高或降低的趋势，要提早调整降压药物的剂量。夏天如果血压过低，可以停药一段时间。降压药物的增减不能过快，最好在医生的指导下进行。

❤ 4. 特殊原因引起的血压波动怎么办

在特殊情况下（如情绪波动后、撤药或换药）出现血压波动是机体的正常反应，不必过于紧张。

如果由于血压升高而情绪紧张，会引起血压进一步的升高，这时候药物的反应也会不好，形成恶性循环。同时我们要知道，引起血压波动的原因解除后，血压不是立即恢复正常的。因此，在情绪波动后血压升高，最主要的是要尽量消除诱因、平衡心态。如果血压过高，可临时服用短效降压药，必要时可以服用镇静药物。

撤药或换药必然会引起血压波动，尤其是长效药物，疗效消失以及发挥疗效均要有一定时间。所以在高血压的治疗过程中，找到合适的药物后不要经常更换，调整药物不要过于频繁。如果一定要更换药物，要对血压的波动有充分的预估，必要时可以服用短效药物过渡。

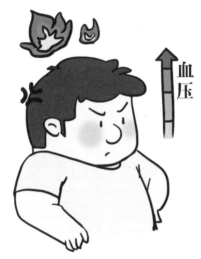

总之，我们的血压不是一成不变的，定期测量血压是发现血压波动最好的方法。在血压发生波动的时候，首先要找到引起血压波动的原因，放松心态，必要时请医生帮助我们分析原因并进行恰当的处理。

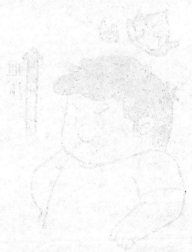

第六章
高血压的日常保健

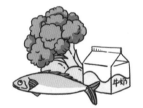

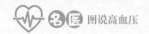

第一节 高血压患者需要终生关注及管理血压

　　高血压疾病是终身疾病，一旦患病，其危害不仅在于血压升高。高血压最主要的危害是一组心血管综合征，包括：血管弹性功能改变、血管硬化和动脉粥样硬化、血管狭窄和闭塞，这一系列的损害可能发生在心脏血管、脑血管、肾脏血管、周围大中动脉和小动脉、眼底等等，这一系列的病变是在缓慢但不间断地进行着，持续终生。当患者合并存在高血糖、高血脂、高尿酸血症、肥胖，或有早发的心血管病家族史、吸烟酗酒等不良生活方式时，血管的病变就会加快，最终发展成为心肌梗死及心力衰竭、脑梗死或脑出血、肾功能不全甚至需透析治疗等等，会严重影响患者的生活质量，甚至危及生命。由此可见，高血压病是需要终生关注和管理的，不能有半点马虎。

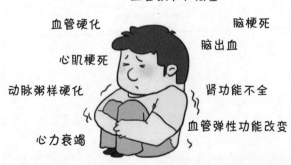

血管狭窄和闭塞
血管硬化　　　　　脑梗死
心肌梗死　　　　　脑出血
动脉粥样硬化　　　肾功能不全
心力衰竭　　　　　血管弹性功能改变

一旦高血压患者去医院就诊，医生首先会通过病史询问和常规检查了解患者高血压发病的可能病程、患者的高血压情况、合并的其他心血管危险因素、可能已经存在的临床情况，并开始给予治疗。治疗包括降血压，更重要的是对心、脑、肾的保护，以及对合并危险因素的控制。因为有时即使血压控制良好，并存的其他危险因素仍然会损伤心、脑、肾的血管。

从上述内容大家应该可以了解，高血压一定是需要终生关注、治疗和管理的。很多患者由于血压维持在正常水平或症状改善而自行停药，导致随后血压再次升高、病情反复，最后又重新服药。这种间断的药物治疗使血压波动，势必会加重对身体各个重要器官的损害，甚至可能造成血压急剧增高，由此引发心肌梗死、脑出血及脑梗死。大多数患者需要终生服药以便将血压控制在正常水平，所以应该在医生的指导下调整药物剂量，使血压保持稳定，避免或减少心脑血管并发症的发生。

第二节　高血压患者的饮食保健

高血压及其相关心血管疾病的发生均与不良饮食习惯有关。经济的增长、食品制造业和餐饮业的蓬勃发展，使得现代人所面临的食物诱惑是前所未有的。而对于高血压患者来说，拒绝不利于血压控制、不利于血管保护的食品，养成良

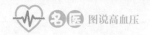

好的饮食习惯是性价比极高的一项基础治疗手段。高血压患者的饮食治疗包括：限盐、限制热量摄入、合理膳食、均衡营养、限制酒精摄入。

✓ 限盐：钠盐过度摄入可显著升高血压，增加高血压的发病风险；适度减少钠盐摄入能够有效降低血压。为了减少氯化钠带来的血压升高，高血压患者的膳食中食盐的摄入量应当控制在每天 5 克以下。

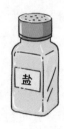

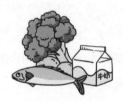

✓ 合理膳食、均衡营养：高血压患者的饮食建议以新鲜水果、蔬菜、低脂奶制品、富含食用纤维的全谷物、植物来源的蛋白质为主，适当进食脂肪含量少的肉类如禽肉、兔肉、鱼肉等，减少饱和脂肪和胆固醇的摄入。

✓ 控制热量摄入：高血压患者控制热量摄入，可协助降低血压、血脂。所有超重和肥胖患者需以控制热量摄入 + 增加运动量的方式逐渐减重。在膳食平衡的基础上减

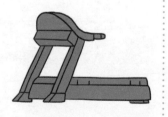

少每日总热量摄入，控制高热量食物（高脂肪食物、含糖饮料和酒类等）的摄入，适当控制碳水化合物的摄入，结合运动带来的热量消耗，达到减轻体重、维持理想体重的目的。

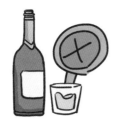

✓ 限制饮酒：过量饮酒可显著增加高血压的发病风险，高血压的发生风险随着饮酒量的增加而增加，所以建议高血压血压患者尽可能不饮酒。

第三节　高血压患者限盐小常识

1. 盐与血压升高有什么关系

　　研究表明，血压水平和膳食中的钠盐摄入量关系密切，在整体人群中高血压的患病率也和钠盐的摄入量呈正相关。我国属高盐摄入国家，在大部分地区，人均每天盐摄入量在12~15 克。有研究数据证明，若每天膳食中平均钠盐的摄入量增加 2 克，则人的收缩压和舒张压会分别增高 2.0mmHg 和1.2mmHg。因此，限制盐的摄入是高血压防治过程中非常重要的措施，具有非常重要的意义。

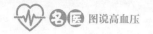

2. 限制吃盐量是否可以降低血压

限盐可通过控制机体血容量达到控制血压的目的。研究结果显示，如将每日盐摄入量由 12 克减少至 6 克，可降低收缩压 8mmHg、舒张压 5mmHg。长期适量限盐将有助于减缓随年龄增长的血压升高，预防高血压的发生，并且可降低高血压患者的血压水平，协助部分降压药物发挥更好的降压疗效。

3. 饮食中钾、钙的含量对血压有影响吗

血液中的钾可抑制钠的重吸收、促进钠离子排泄，因此，增加钾的摄入量有助于减少血容量，从而降低血压。

血液中的钙离子含量与血管壁平滑肌的兴奋性有密切关系，高血钙可减少血管平滑肌的收缩强度。有研究结果发现，高血压患者的血钙水平明显低于健康人，高钙饮食可能降低脑卒中发生。

4. 高血压患者每天摄入多少食盐是合适的

过量的进食"盐"可以增高血压，这里的"盐"从广义上讲，应该包括所有含钠的食品；狭义上讲是指我们每日食用的咸盐（盐的主要成分是氯化钠）。根据世界卫生组织的要求，每人每日食盐量应该在 5 克以下；中国营养学会建议健康成年人一天的食盐摄入量应在 5 克以下。

5. 吃盐是越少越好吗

　　诸多研究已证实，限盐是降压、减少心血管疾病及脑卒中发病的有效措施。但是对于个体而言，限盐的降压效应存在个体差异，存在盐敏感性问题。而且，每日摄入适量食盐对于维护人体正常的生理功能是必需的，钠盐摄入过低可能弊大于利。

　　应基于个体化的原则，给予相应的指导和建议。对于钠盐摄入量偏高、盐敏感性高血压的患者，应积极限盐；相反，对于长期钠盐摄入量偏低和（或）伴有低钠血症的高血压患者，不应过度限盐。

6. 低钠盐是什么？选择使用时应注意哪些问题

　　低钠盐是以食用氯化钠、氯化钾或硫酸镁（氯化镁）为主要原料，加工而成的食用盐。与普通食盐相比，低钠盐中钠的含量降低，同时增加了钾、镁等营养素。目前市场中低钠盐种类很多，其氯化钠含量由 60% 到 70% 不等，但由于部分低钠盐中氯化钾含量较高，肾功能不全患者应慎重选择。

7. 盐摄入过多对降压药物的疗效有影响吗

　　吃盐过多会增加身体中的血容量，使部分降压药物的疗效受到影响，如血管紧张素转换酶抑制剂、血管紧张素受体拮抗剂，此时利尿剂或钙拮抗剂可起到相对更好的降压疗效。

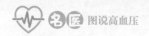

表3 常用食物每100克含盐量简易表（单位：克）

分类	食物名称	含盐量	分类	食物名称	含盐量
速食食品	方便面	2.9	禽类	烧鹅	6.1
	油条	1.5		鸡肉松	4.3
	咸大饼	1.5		盐水鸭	4.0
	麦胚面包	1.2		酱鸭	2.5
	法式面包	1.2		扒鸡	2.5
	牛奶饼干	1.0		北京烤鸭	2.1
	苏打饼干	0.8		肯德基（炸鸡）	1.9
肉类	咖喱牛肉	5.3		烤鸡	1.2
	保健肉松	5.3	蛋类	咸鸭蛋	6.9
	咸肉	4.9		皮蛋	1.4
	福建肉松	3.6	酱菜类	酱萝卜	17.5
	火腿	2.8		苔条	12.6
	午餐肉	2.5		酱莴苣	11.8
	酱牛肉	2.2		酱大头菜	11.7
	叉烧肉	2.1		榨菜	10.8
	广东香肠	2.0		什锦菜	10.4
	火腿肠	2.0		萝卜干	10.2
	生腊肉	1.9		酱黄瓜	9.6
	小红肠	1.7		腌雪里蕻	8.4
	红肠	1.3		乳黄瓜	7.8
	宫保肉丁	1.2		酱瓜	6.4

续表

分类	食物名称	含盐量	分类	食物名称	含盐量
鱼虾类	咸鱼	13.5	坚果	炒葵花籽	3.4
	虾皮	12.8		小核桃	1.1
	虾米	12.4		花生米	1.1
	鱼干片	5.8		腰果	0.6
	龙虾片	1.6	调味品	味精	20.7
	虾油	2.4		豆瓣酱	15.3
豆制品	臭豆腐	5.1		酱油	14.6
	五香豆	4.1		辣酱	8.2
	素火腿	1.7		花生酱	5.2
	豆腐干	1.6		甜面酱	5.3
	兰花豆	1.4		五香豆豉	4.1
	素鸡	1.0		陈醋	2.0
腐乳	红腐乳	7.9			
	桂林腐乳	7.6			
	白腐乳	6.2			

（本表出自网络，仅供参考）

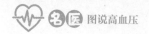

第四节 改变导致血压升高的不良生活习惯

♡ 1. 戒烟

高血压患者面临的是心血管疾病风险的增加，吸烟是心血管病的主要危险因素之一，包括被动吸烟。戒烟虽不能降低血压，但可降低心血管疾病风险，协助达成高血压的治疗目的，是高血压患者生活方式干预的重要组成部分。

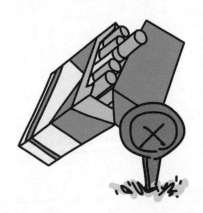

♡ 2. 控制体重、增加运动

肥胖是导致高血压的主要危险因素之一，控制体重、增加运动可协助降低血压，并可改善降压药物的疗效。因此，高血压患者需要改变不爱运动的生活方式，通过运动、饮食相结合的方式，将体重维持在健康范围内（BMI：18.5~23.9kg/m^2，男性腰围＜ 90cm，女性腰围＜ 85cm）。

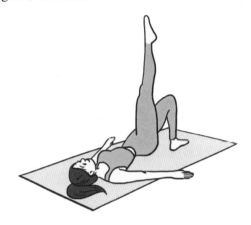

3. 合理作息、减轻压力、保持心理平衡

人体脏器功能及神经内分泌调节因子的水平与自然界昼夜节律的变化是相匹配的，不合理的作息时间会对人体多种调节因子正常昼夜节律的维持产生影响，最终影响血压的调节，促进高血压的发生。高血压患者应合理安排作息时间，尽可能不熬夜、少熬夜。

精神紧张可刺激人体的交感神经，使血压升高。精神压力增加的主要原因包括过度的工作和生活压力以及病态心理，包括抑郁症、焦虑症、A 型性格（脾气比较火爆、遇事容易急躁）、社会孤立和缺乏社会支持。正确对待压力、有意识地自我减压、保持平和的心态可协助控制血压，减少血压波动。

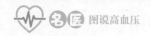

必要时可进行心理咨询，或在相关医生的指导下使用药物。

第五节 在日常生活中添加合理且适度的运动

研究表明，运动可以协助降低血压，定期运动有助于降低心血管死亡和全因死亡风险。

高血压患者可采取有氧运动、阻抗训练等运动形式。有氧运动是指强度低且富韵律性的运动，运动时间较长（一般不少于30分钟），如慢跑、打球等。长期、规律的有氧运动，尤其是中等强度的有氧运动可降低高血压患者心血管事件的发生，改善动脉病变，降低动脉僵硬度。阻抗训练是指高强度、剧烈、持续时间短的运动，如深蹲、俯卧撑、举重，主要作用是锻炼肌肉，持续时间短，身体负荷大，可促进肌肉的增长，维持、改善肌肉容量，从而改善有氧运动的能力，促进有氧运动的维持。将阻抗训练与有氧运动适当地结合，有益于高血压患者的心血管保护，可以有氧运动为主，阻抗训练作为补充。

运动强度应因人而异，推荐中等强度的运动。以运动过程中心率作为评价指标，中等强度运动时的心率为：最大心率（220–年龄）×（60%~70%）。高危患者、老年人、合并多种疾病、衰弱的患者应在运动前进行评估，宜循序渐进、量力而行。

　　运动的频率：每周 4~7 天，每天累计 30~60 分钟。运动时间推荐上午及晚间，在温度适宜时进行。

　　运动处方举例：甲、乙两个患者均为 65 岁女性高血压患者，推荐运动形式及持续时间等存在差别。

表 4　运动处方举例

	患者甲	患者乙
患者特点	肥胖，BMI 29kg/m^2 无合并症	BMI 24kg/m^2 患有糖尿病、冠心病
运动形式	有氧运动为主，无特殊喜好，建议快步走	有氧运动为主，喜爱跳舞，建议快步走结合跳舞
运动强度	中等强度	中等强度
运动持续时间	2 小时 / 天，分 2 次完成	早、午餐后各快步走 15 分钟，晚餐后跳舞 30 分钟
运动频率	每天 2 次，每次 60 分钟	每天 3 次，15+15+30 分钟
注意事项	可逐渐延长时间以适应	运动中如不适及时停止